DU

DÉSOSSEMENT DU TARSE

DANS LES

PIEDS-BOTS CONGÉNITAUX INVÉTÉRÉS

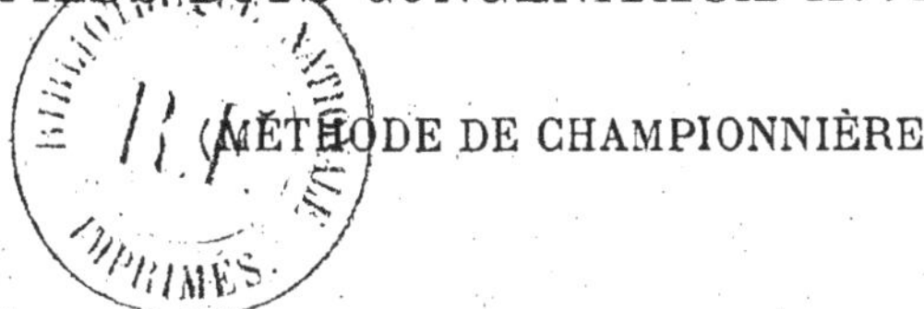

(MÉTHODE DE CHAMPIONNIÈRE)

PAR

Théodore BASTIDE

DOCTEUR EN MÉDECINE

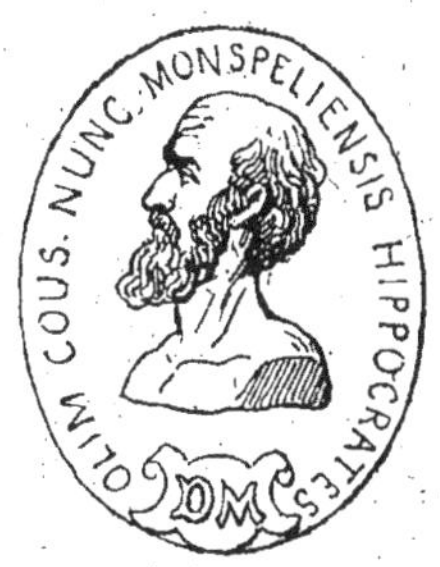

MONTPELLIER

IMPRIMERIE DELORD-BOEHM ET MARTIAL

ÉDITEURS DU MONTPELLIER MÉDICAL

1905

DU
DÉSOSSEMENT DU TARSE

DANS LES

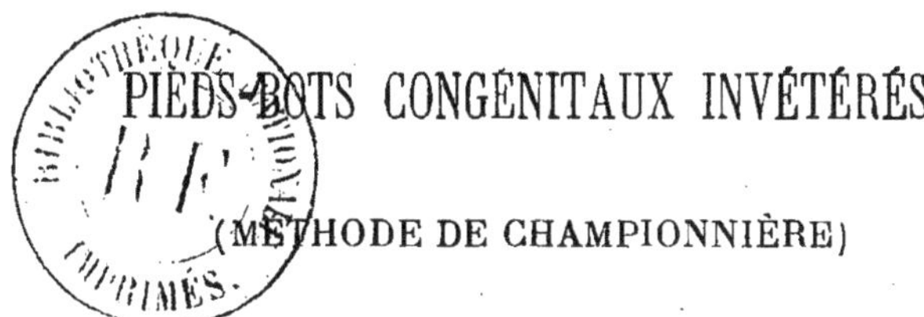

PIEDS-BOTS CONGÉNITAUX INVÉTÉRÉS

(MÉTHODE DE CHAMPIONNIÈRE)

PAR

Théodore BASTIDE

DOCTEUR EN MÉDECINE

MONTPELLIER
IMPRIMERIE DELORD-BOEHM ET MARTIAL
ÉDITEURS DU MONTPELLIER MÉDICAL

1905

A LA MÉMOIRE DE MON PÈRE

A MA MÈRE

A MA FAMILLE

Théodore BASTIDE.

A DEUX CHARMANTS BÉBÉS

JEAN BASTIDE ET HÉLÈNE DOMERGUE

Théodore BASTIDE.

A MON PRÉSIDENT DE THÈSE

MONSIEUR LE PROFESSEUR FORGUE

CORRESPONDANT NATIONAL DE L'ACADÉMIE DE MÉDECINE

A Messieurs les Docteurs BOUSQUET et SARRADON

ANCIENS INTERNES DES HÔPITAUX

En témoignage de reconnaissance.

Théodore BASTIDE.

INTRODUCTION

Sous l'inspiration de notre Maître, M. le professeur agrégé Jeanbrau, nous avons choisi comme sujet de thèse inaugurale le traitement des pieds-bots invétérés par le désossement du tarse, suivant la méthode de Lucas-Championnière.

Une observation que nous a confiée M. Jeanbrau a été le point de départ de ce modeste travail. Elle se rapporte à un jeune homme de 18 ans, atteint de double pied varus équin congénital tellement prononcé que la marche et même simplement la station debout étaient impossibles. Ses pieds avaient subi un tel enroulement en dedans qu'ils n'avaient plus forme humaine : lorsque le malade voulait se tenir debout en prenant point d'appui avec les mains sur un meuble ou sur quelqu'un, le pied reposait sur le sol par sa face dorsale. Des durillons s'étaient formés, très douloureux, qui rendaient la marche impossible même avec deux béquilles. En un mot, ce jeune homme était dans un état d'invalidité presque complète.

M. Jeanbrau l'opéra dans le service de M. le professeur Forgue et lui pratiqua l'ablation de tous les os du tarse à l'exception du calcanéum. Et il eut la satisfaction de voir son opéré commencer à marcher quelque temps après, à plat sur la plante de ses pieds redressés, ayant repris une forme humaine. Le malade est revenu se faire voir il y a huit jours à Montpellier : il marche aisément sans canne, et on ne se douterait pas, en voyant ses pieds un peu courts, chaussés de souliers ordinaires, que ce jeune homme portait, il y a dix-huit mois, une double infirmité aussi prononcée.

C'est donc pour contribuer à vulgariser l'excellente méthode de Championnière que j'ai voulu rassembler les quelques observations que j'ai trouvées dans la littérature sur ce sujet. Elles ne sont pas nombreuses : cela tient à ce que de plus en plus, aujourd'hui, on soigne de bonne heure les pieds-bots congénitaux, dont la plupart guérissent par le massage et le redressement dans les appareils plâtrés. Notre Maître, M. le professeur Forgue, dans un lumineux rapport au Congrès de Chirurgie de 1895, a magistralement donné les règles de ce traitement dans toutes les variétés et à toutes les phases du pied-bot. En les suivant, on ne risque pas de laisser des déformations s'accentuer au point de nécessiter le désossement. Cela tient enfin à ce que, lorsque le massage et les appareils plâtrés ne suffisent pas, les tarsectomies triomphent de la plupart des pieds-bots invétérés.

Nous reconnaissons donc que l'indication du désossement sera de plus en plus rare. Mais il donne de si merveilleux résultats chez les adolescents, chez les adultes et en général chez tous les malades qui ont marché, que nous croyons qu'on doit vulgariser la méthode de Championnière et ne pas hésiter à la mettre en œuvre.

DU

DÉSOSSEMENT DU TARSE

DANS LES

PIEDS-BOTS CONGÉNITAUX INVÉTÉRÉS

(MÉTHODE DE CHAMPIONNIÈRE)

Observation Première

(Due à l'obligeance de M. le professeur agrégé Jeanbrau)

Double pied-bot congénital chez un jeune homme de 18 ans. — Désossement des deux pieds par le procédé de Lucas-Championnière. — Résultat excellent.

Joseph B..., âgé de 18 ans, cordonnier, entre le 14 octobre 1903, à l'hôpital Suburbain de Montpellier, dans le service de M. le professeur Forgue.

Maladie actuelle. — Ce jeune homme est porteur d'un double pied-bot varus équin congénital. A l'âge de cinq ans, le professeur Dubrueil lui pratiqua la ténotomie des tendons d'Achille. On lui fit porter ensuite des bottines orthopédiques qu'on renouvela à trois reprises. Mais la déviation des pieds s'accentua progressivement.

Le malade n'a jamais pu se tenir debout sans l'aide de deux cannes. A partir de l'âge de 15 ans, il a dû marcher avec des béquilles, à cause de l'enroulement des pieds en dedans et des durillons douloureux survenus sur le dos des pieds. Depuis plusieurs mois, il ne peut même plus marcher avec ses béquilles. *Il se traîne sur les genoux et sur les mains.* Lorsqu'il est apporté chez M. Jeanbrau, c'est à peine s'il peut se tenir debout, même soutenu par les aisselles, tant la déformation des pieds est accentuée et les callosités sont douloureuses.

Examen le 14 octobre 1903. — C'est un jeune homme assez robuste, en bon état général apparent, hypermétrope (4 D : ODG.).

Ses pieds sont complètement déformés et méconnaissables : fortement déviés en équin et en varus, enroulés autour de l'axe transversal, leur face dorsale est recouverte de durillons volumineux, qui témoignent que c'est cette région du pied qui porte sur le sol par l'intermédiaire des chaussures. Comme le montrent les photographies ci-jointes, lorsque le sujet est placé debout, les points d'appui sont constitués par la malléole externe et la face dorsale du cuboïde.

A la palpation, on sent les tendons d'Achille fortement rétractés. Le pied est fixé dans son attitude vicieuse par les déformations osseuses, et il est impossible de le réduire, même à un faible degré.

La marche est impossible. Le malade se couche par terre pour s'habiller, et pour s'asseoir sur une chaise se fait aider par deux personnes.

Redressement du pied gauche. — M. le professeur agrégé Jeanbrau opère le malade le 20 octobre 1903. Il fait, sous le chloroforme, le désossement du pied gauche : incision de Championnière partant de la malléole interne et se terminant sur l'extrémité postérieure du cinquième métatarsien. M. Jeanbrau enlève successivement l'astragale, le scaphoïde, le cuboïde, les trois cunéiformes, l'extrémité postérieure du cinquième métatarsien, et 1 centimètre 1/2 de la partie antérieure du calcanéum. C'est seulement lorsqu'il a ainsi désossé complètement le pied qu'il peut le réduire en position et en direction normales. Encore la réduction est-elle un peu gênée par la rétraction de l'aponévrose plantaire.

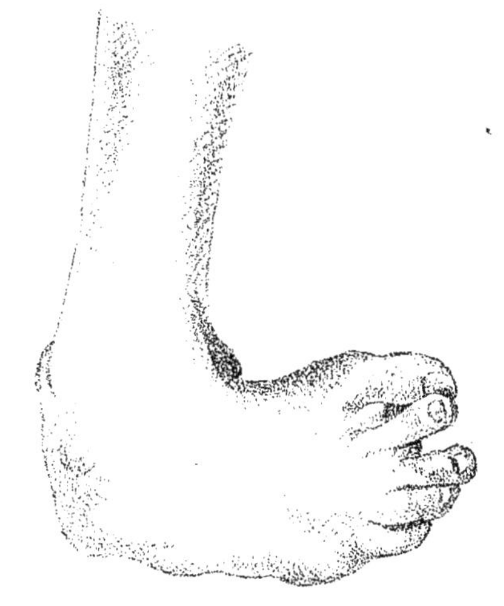
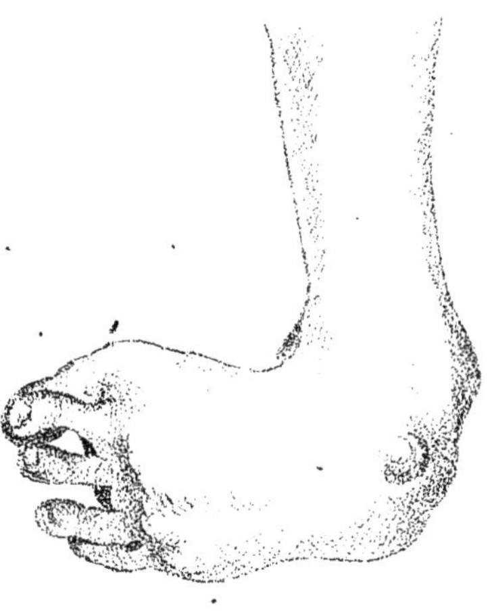

Double pied-bot Congénital Invétéré
Marche et Station debout Impossibles

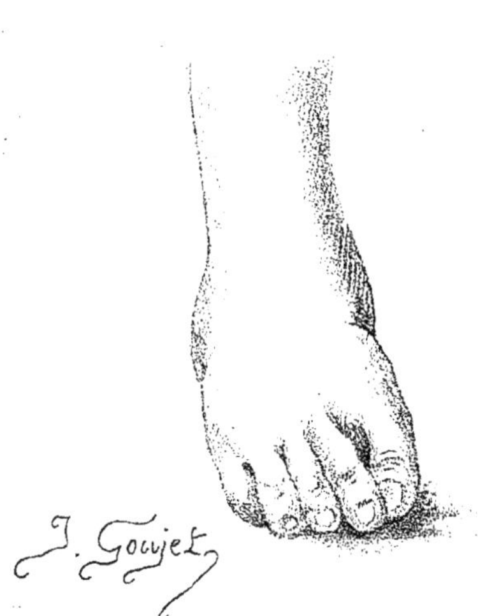

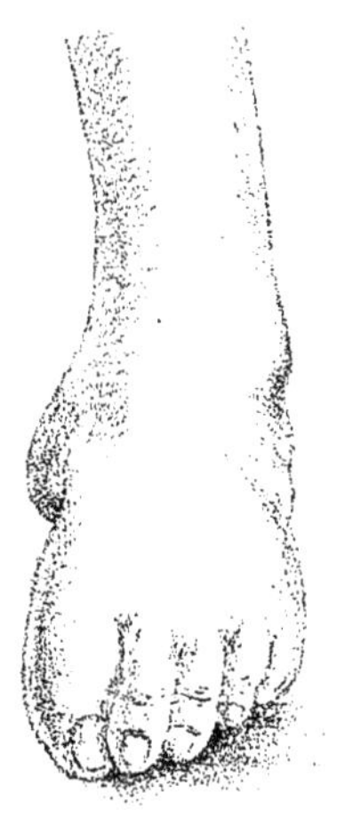

Les mêmes après le désossement du tarse
(quelques mois après)
Le malade marche à plat sur la plante, sans canne

Delord-Boehm & Martial - Montpr.

Suture de la peau au crin de Florence, sans drainage.

Bottine plâtrée, le pied à angle droit sur la jambe, en léger valgus.

Suites opératoires normales. Le malade n'a pas de fièvre, et la réunion se fait par première intention.

Le douzième jour, M. Jeanbrau enlève les fils et met une seconde bottine plâtrée, sur laquelle il veut le faire marcher vers le vingt-cinquième jour. Mais le malade s'y refuse, n'ayant jamais eu l'habitude de la marche sur la plante du pied et souffrant de son pied droit.

Redressement du pied droit. — Le 9 décembre 1903, M. Jeanbrau pratique le désossement du pied droit. Il enlève tout le tarse, sauf la partie postérieure du calcanéum. Sur le pied gauche, il avait seulement supprimé 1 centimètre 1/2 de la partie antérieure de cet os. Sur le pied droit, il en enlève un peu plus, parce que la déformation était plus accentuée, et que, malgré le désossement, le pied ne se réduisait pas complètement.

Suture sans drainage au crin de Florence. Suivant le précepte de Championnière, pas d'appareil plâtré, mais un simple pansement ouaté compressif.

Suites opératoires absolument apyrétiques. — Ablation des fils le douzième jour.

Le pied ayant de la tendance à s'infléchir en varus équin, on essaie de le redresser, ce qui fait écarter les lèvres de la plaie opératoire encore peu solidement unies. Il se produit un peu d'infection et une suppuration qui dure un mois et demi et fait craindre que le résultat soit compromis.

Mais il n'en est rien, et le 10 mars 1904 l'opéré part guéri, marchant à plat sur la plante des pieds, avec des chaussures presque normales, en s'appuyant sur deux cannes. *Il n'y a pas de mobilité latérale.*

M. Jeanbrau a revu le malade le 28 juin 1905. Il marche parfaitement, sans canne, et ses pieds reposent à plat sur le sol. Le résultat est donc excellent à tous les points de vue.

CHAPITRE PREMIER

Anatomie pathologique du pied-bot invétéré

Dans le pied-bot varus équin invétéré, à côté des lésions des parties molles, qui ne jouent plus qu'un rôle secondaire, se sont produits des déplacements et des déformations osseuses considérables. Nous en devons à Farabeuf une étude magistrale. Aussi c'est surtout à cet auteur que nous ferons de larges emprunts pour ces données anatomiques qui doivent nécessairement précéder une étude de thérapeutique chirurgicale des pieds-bots.

Nous insisterons surtout sur les lésions osseuses, parfois très accentuées, ce qui explique l'échec des interventions par trop économiques.

Laissant de côté toute question pathogénique, nous étudierons en premier lieu les lésions liées à l'équinisme, ou qui l'entretiennent. Nous verrons ensuite les lésions du varus.

Equinisme. — Si sur un pied-bot varus équin invétéré on essaie de réduire l'équinisme, on se trouve très rapidement arrêté, et on peut se rendre compte que le premier obstacle à cette réduction n'est autre chose que l'astragale. Mais la déformation de l'astragale n'est pas simple, et comprend deux éléments ; la poulie astragalienne est devenue *trop large* par l'écartement des malléoles, et *trop haute* par la longueur des ligaments. Elle est trop large : en effet, sur sa partie externe, immédiatement en avant du bord antérieur de la malléole péronière, s'est développé un tubercule, dont Ch. Nélaton a bien montré l'importance, qui vient rapidement buter contre cette malléole. Elle est trop haute ; en effet, tandis que la partie postérieure de la poulie, seule soumise à la pression du tibia, est aplatie et écrasée en quelque sorte par celle-ci, la partie antérieure, au contraire, toujours libre, se développe davantage, se relève et s'étale, formant, comme dit Farabeuf, une légère marche transversale souvent inappréciable, mais néanmoins suffisante pour arrêter ou gêner le bord antérieur de la mortaise tibiale sollicité de venir à la place qu'il devrait occuper en avant.

Varus. — Le varus est une déviation complexe, que l'on peut décomposer en trois éléments : adduction du pied, incurvation des bords, et enfin volutation du pied (supination des Allemands) qui relève le bord interne et abaisse le bord externe. Dans la production de cette déviation, trois articulations interviennent : la tibio-tarsienne, pour la rotation autour d'un axe longitudinal, d'ailleurs très peu marquée chez l'adulte, la médio-tarsienne surtout, point de départ du mouvement de flexion-adduction caractéristique du varus, et qui ne peut se compléter que grâce à la mise en jeu des articulations sous-astragaliennes. Plusieurs os seront donc intéressés par les déformations du varus. La caractéristique en est surtout : le raccourcissement du bord interne du pied, l'allongement du bord externe, la subluxation du scaphoïde et du cuboïde. Entrons un peu plus dans les détails.

La face interne du col de l'astragale a été envahie par le scaphoïde amené et poussé par des forces puissantes agissant sur l'avant-pied : aussi sa surface articulaire s'est-elle étendue, modelée peu à peu, et, d'antérieure, est devenue interne. A ce degré extrême, la « tête n'est plus qu'un sommet mousse, une tubérosité dépolie et raboteuse qui termine le col, pendant que sur le flanc interne de ce dernier s'est taillée une facette oblique en bec de flûte, où presse le scaphoïde » (Forgue). La partie interne du col a donc disparu, en tant que surface libre, et on a ainsi l'apparence d'une incurvation du col astragalien. Mais ce n'est là qu'une apparence.

Le scaphoïde, fortement comprimé, est aplati et atrophié. Du côté externe, le calcanéum et le cuboïde sont intéressés. Le bord externe du pied, constitué par ces os, s'enroule sur lui-même, concentriquement au bord interne, qu'il enveloppe. Il aura donc plutôt une tendance à s'allonger qu'à se tasser. Le calcanéum est incurvé sur lui-même, exagérant la longueur et la convexité de sa face externe, augmentant la concavité de la gouttière calcanéenne. Sa grande apophyse s'incurve fortement en dedans et en bas. Elle s'est allongée par son extrémité antérieure non comprimée, laissée libre par le cuboïde subluxé sur sa face inféro-interne et venu jusqu'au contact de la petite apophyse qui l'arrête.

Le bord externe du cuboïde est allongé, le bord interne raccourci ; l'os arrive à prendre la forme d'un coin à sommet interne.

Telles sont les graves déformations osseuses du pied-bot varus équin invétéré. Elles ne sont pas sans s'accompagner de lésions des parties molles, que nous nous contenterons de signaler rapidement, car, au point de vue particulier qui nous intéresse, elles n'ont qu'une importance secondaire.

La rétraction du tendon d'Achille, les ligaments de la plante agissant sur l'avant-tarse, contribuent pour leur part au maintien de l'équinisme.

Les altérations fibreuses liées au varus sont plus importantes : ligaments dorsaux *hypertrophiés*, comme l'a montré Farabeuf; sur le bord interne, rétraction des deux tendons jambiers, surtout du jambier postérieur et du ligament deltoïdien.

A la face plantaire, rétraction de l'aponévrose plantaire, dont le bord interne sous-tend en corde rigide le bord osseux, rétraction des ligaments calcanéo-scaphoïdien inférieur et calcanéo-cuboïdien.

Nous n'insisterons pas davantage sur ces lésions des parties fibreuses. Si leur connaissance exacte est indispensable dans les formes légères des pieds-bots, où l'on croit pouvoir éviter les interventions sur les os par la suppression méthodique des autres obstacles au redressement, il n'en est pas de même dans les formes invétérées, dans lesquelles, au contraire, les interventions sur les os sont les seules rationnelles.

CHAPITRE II

Les indications du désossement du tarse par la méthode de Lucas-Championnière

Dans quelles conditions le désossement du tarse doit-il être préconisé? Il reste entendu que nous n'envisageons ici que la thérapeutique des pieds-bots varus équins congénitaux, et que nous laissons complètement de côté la question du traitement des pieds bots paralytiques.

L'indication fondamentale, on peut même dire l'unique indication du désossement du tarse à la Lucas-Championnière, est fournie par l'existence des lésions osseuses graves, sur lesquelles nous nous sommes étendus suffisamment au chapitre précédent, et sur lesquelles il n'est pas inutile de revenir, pour en souligner les points principaux.

Or, le diagnostic de ces lésions osseuses, en dehors des renseignements de la radiographie, parfois difficiles à interpréter dans ces cas, est affaire d'exploration manuelle attentive sous le chloroforme : « Trouve-t-on une tête astragalienne saillante et amincie, un calcanéum basculé en supination forte, une tubérosité du scaphoïde très proche de la malléole tibiale, une immobilité complète de la poulie astragalienne, élargie et surélevée, calée d'ailleurs par une saillie prémalléolaire externe énucléée ~~de la~~ chape tibio-péronière, il n'y a point de cure complète et stable à attendre de la seule section des parties molles » (Forgue).

C'est donc l'exploration manuelle sous l'anesthésie qui nous fournira de précieuses indications thérapeutiques. A vrai dire, l'anesthésie n'est pas toujours nécessaire : il est des cas, déjà anciens, où les déformations osseuses sont très facilement appréciables, et ce n'est guère que dans les cas où l'on pourrait hésiter sur la nature de l'intervention à pratiquer que l'on aura recours au chloroforme.

C'est qu'en effet il n'est pas aisé de fixer avec exactitude *l'âge* à partir duquel les déformations du squelette sont stables et ne peuvent être corrigées autrement que par des résections osseuses. Théoriquement, l'ossification du tarse ne se complète qu'entre huit et dix ans, mais elle commence dans la partie antérieure de la poulie où, à six mois, apparaît le point unique d'ossification (Farabeuf). Gross et Farabeuf ont montré que le noyau osseux de l'astragale peut être déformé à l'âge de 3 ans, sans qu'il s'agisse encore de déformations irrémédiables, tant qu'une assez forte épaisseur de cartilage le sépare du scaphoïde.

Ce n'est pas non plus le *degré de la déformation* qui peut donner des renseignements utiles : chez les sujets jeunes, en effet, le varus peut se produire et se maintenir même à un degré prononcé, sans chevauchement du scaphoïde ni du cuboïde.

Ainsi donc, chez les sujets jeunes, chez les enfants, ni l'âge, ni le degré de la déformation apparente ne peuvent nous renseigner sur l'existence des lésions osseuses. L'exploration directe attentive est nécessaire, qui fera sentir sur le dos et sur le côté externe du pied-bot les saillies de la tête abandonnée de l'astragale et du bord externe de la grande apophyse du calcanéum. A partir de ce moment, l'intervention sur le squelette est vraiment à discuter ; elle paraît certainement *a priori* le moyen le plus prompt et le plus sûr de vaincre les obstacles osseux qui s'opposent au retour du scaphoïde et du cuboïde à leur place normale.

Certains chirurgiens préfèrent cependant, dans ces cas de lésions osseuses non encore peut-être définitives, s'attarder soit aux diverses manœuvres de redressement, manuel ou instrumental, soit au Phelps.

Mais, si pour ces cas limités, l'extirpation large des os du tarse, le désossement de Lucas-Championnière, peut être discuté, il n'en est plus de même dans les circonstances suivantes :

Tantôt c'est un pied-bot congénital chez un adulte, qui n'a jamais été traité ; tantôt c'est un pied-bot congénital qui a résisté à tous les modes de traitement connus : massages précoces, redressement forcé, Phelps, voire même tarsectomies économiques ; tantôt enfin c'est un pied-bot recouvert d'hygromas enflammés ou suppurés, et source de douleurs intolérables pendant la marche. Dans tous ces cas, l intervention osseuse ne se discute plus, et nous verrons à la fin de ce travail, comme le montrent d'ailleurs nos observations, que c'est lorsqu'elle est le plus large qu'on obtient les meilleurs résultats.

M. Lucas-Championnière est plus radical. Voici comment il s'exprime : « La chirurgie osseuse, nous dit-il, veut prendre une part importante dans le traitement du pied-bot, non seulement parce qu'elle a permis de guérir des cas inaccessibles pour la chirurgie tendineuse, mais parce qu'elle a apporté dans la chirurgie moderne des éléments très nouveaux et à peu près inattendus. On a pu voir, par exemple, que de grandes destructions osseuses étaient si bien supportées qu'après les avoir appliquées à des cas d'une extrême gravité on a pu se permettre de les appliquer à des cas infiniment moins compliqués. »

D'après cet auteur, c'est d'emblée que l'on doit recourir à l'opération sur le squelette. Inutile de tourmenter les enfants et de lasser leur patience et celle des parents par des manœuvres toujours très longues, par des appareils inefficaces et difficiles à supporter. Il n'y aurait qu'à attendre patiemment, sans intervenir en aucune façon, l'âge où les opérations sur le squelette sont possibles, c'est-à-dire de 5 à 7 ans, selon la vigueur de l'enfant.

En résumé, le désossement sera indiqué dans tous les cas de pieds-bots avec déformation très accentuée, chez des adolescents ou des enfants qui ont marché, lorsque, par une tarsectomie simple, on ne parviendra pas à réduire. Nous ne voulons pas dire par là qu'on doive commencer par tailler un coin osseux sur le dos du pied. Tout chirurgien expérimenté reconnaîtra d'emblée qu'il se trouve en présence d'un cas où la tarsectomie ne serait pas suffisante. *Au pied, il vaut mieux trop enlever que pas assez ; on risque de ne pas supprimer la difformité complètement par une tarsectomie large ; on est assuré d'un excellent résultat par le désossement de Championnière.*

CHAPITRE III

Le désossement du tarse suivant la méthode de Lucas-Championnière

Quel est, au point de vue opératoire, le meilleur moyen de procéder, pour obtenir de la tarsectomie large tout ce qu'elle peut donner ?

A vrai dire, il serait difficile, sinon impossible, de donner une technique applicable à tous les cas. Le sacrifice osseux auquel sera conduit le chirurgien pourra être variable suivant le degré de la difformité. Deux principes doivent dominer et guider cette intervention : il faut enlever du squelette osseux tout ce qu'il est nécessaire de supprimer pour obtenir, sans effort, l'hyper-correction ; il faut, de plus, éviter les sacrifices inutiles des parties molles.

L'opération de Lucas-Championnière peut se faire avec une incision unique, faite sur la partie dorsale externe du pied et allant de l'articulation tibio-tarsienne au cinquième métatarsien, immédiatement en dehors des tendons extenseurs. Lucas-Championnière repousse l'hémostase préventive à la bande d'Esmarch, qu'il accuse de faciliter la production d'hématomes.

L'incision faite, on fait récliner fortement les deux lèvres de la plaie, dont l'interne contient le muscle pédieux et les tendons extenseurs. On a ainsi une voie d'accès très suffisante sur tous les os du tarse.

On commence par l'extirpation de l'astragale, et c'est le temps le plus laborieux de l'opération. Puis, on enlève les uns après les autres le scaphoïde, le cuboïde, les cunéiformes. Pour cela, ces os sont successivement saisis par le davier de Farabeuf qui les soulève et empêche ainsi la lésion des parties molles plantaires, tandis que la rugine ou le bistouri à résection détruisent peu à peu toutes leurs attaches tendineuses ou ligamenteuses.

Quant au calcanéum, on le sectionne verticalement en un point variable, généralement vers son tiers antérieur. On peut même en enlever davantage, et dans le cas d'un pied-bot très déformé, Lucas-Championnière y a ajouté l'ablation de toute la moitié supérieure « sans aucun inconvénient et avec un avantage sérieux ».

Mais il peut se faire que cela ne soit pas encore suffisant et que, le pied redressé, le cinquième métatarsien vienne buter contre la section calcanéenne et gêner l'hypercorrection, que l'on doit toujours rechercher et obtenir. On résèque alors l'extrémité postérieure du cinquième métatarsien.

Restent alors en présence une partie du calcanéum, qui représente seule le tarse, et l'avant-pied, représenté par les métatarsiens, réunis au calcanéum par les parties molles centrales du pied. A ce moment, il sera facile de ramener le pied en bonne position : rien ne s'oppose plus ni à la correction du varus ni à celle de l'équinisme, puisque aucune des conditions anatomiques de ces déformations ne subsiste.

L'avant-pied est facilement entraîné en haut et en dehors, en même temps que la supination disparaît, que les bords du pied redeviennent rectilignes et que le talon s'abaisse.

L'hémostase doit être soigneusement assurée. Cela fait, on suturera la peau au crin de Florence, en laissant la place pour un drainage suffisant, et on fera un pansement légèrement compressif. La jambe et le pied seront maintenus sur une attelle de Bœckel.

Le quatrième jour, pansement, suppression du drain. On mobilise le pied avec précaution.

Pendant toute la durée de la consolidation, on répète quotidiennement cette mobilisation prudente du pied.

Dès la troisième semaine, on recommandera au sujet de poser à terre le pied opéré, et de s'essayer peu à peu à la marche.

Cette *mobilisation précoce* rend rapidement aux muscles atrophiés leur tonicité normale, étale la plante du pied, qui reprend peu à peú ses fonctions et sa forme normale et repose sur le sol, bien d'aplomb sur ses trois talons.

Lorsque la consolidation est complète, *l'opéré ne doit avoir besoin d'aucun appareil orthopédique :* une chaussure ordinaire ou un peu plus solide que les chaussures normales doit lui suffire.

En somme, on voit que l'opération de Lucas-Championnière est bien une opération neuve, en ce sens qu'elle est basée sur des principes méconnus par les partisans des opérations économiques. Voici quels sont ces principes, tels que Lucas-Championnière les a exposés à l'Académie de médecine en 1902, en présentant 31 observations de pieds-bots, dont 24 opérés par l'ablation large des os du pied :

« *Respecter aussi complètement que possible les ligaments et les tendons qui seront les éléments de la réparation et qui serviront au rétablissement plus complet de la valeur des muscles.*

» *Tous les os du tarse jouant par leur déformation et leurs déplacements un rôle capital dans la difformité, les supprimer complètement. La conservation de la partie postérieure du calcanéum importe seule à la forme du pied.*

» *Le pied, ou pour mieux dire, la région du tarse, doit être amené à une malléabilité absolue, qui permette de lui donner la forme désirée, même en exagérant la correction.*

» *La correction obtenue doit être maintenue aisément, sans appareil d'aucune sorte, simplement en favorissant le rapprochement des parties osseuses.*

La région centrale doit être rapidement mobilisée, dès les premiers jours. La jonction du membre fera le reste.

» *Le sujet doit, en définitive, marcher sans aucun appareil orthopédique, avec un pied corrigé et reposant sur ses appuis normaux.* »

Tels sont, exposés par leur auteur, les principes sur lesquels l'expérience déjà longue de Lucas-Championnière s'est appuyée pour préconiser une intervention vraiment originale.

Voyons maintenant si la théorie est confirmée par les résultats thérapeutiques.

CHAPITRE IV

Résultat du désossement du tarse suivant la méthode de Lucas-Championnière

Ces résultats doivent être envisagés au triple point de vue anatomique, orthopédique et fonctionnel.

Il est intéressant de se demander comment se fait la réparation au niveau de cette vaste perte de substance qui comprend tout le tarse. Plusieurs radiographies à longue échéance, présentées par Lucas-Championnière, ont permis de constater l'absence de tout noyau osseux. Ce sont seulement les tissus fibreux resserrés qui appliquent les os du métatarse sur les débris du calcanéum, et rendent le pied suffisamment solide pour supporter le poids du corps, tout en lui permettant une mobilité en rapport avec son fonctionnement. L'opéré de M. Jeanbrau fut radiographié par MM. Imbert et Gagnière en juin 1905, dix-huit mois après l'intervention. On voit nettement sur les clichés que les os du métatarse sont venus au contact du calcanéum, avec lequel ils forment un angle ouvert en bas qui constitue une nouvelle voûte plantaire.

Au point de vue orthopédique, les résultats sont parfaits : « La trace de l'opération est insignifiante, puisqu'une incision dorsale externe a presque toujours suffi. Aucune des opérations proposées pour le pied-bot invétéré n'a des suites d'une simplicité semblable, puisque, sans appareil immobilisateur, les mouvements, commencés le quatrième jour, sont sans cesse augmentés. » (Lucas-Championnière.)

Le même auteur a pu constater chez presque tous ces opérés que la forme du pied était excellente ; la voûte s'était reconstituée d'elle-même, une voûte élevée. Quant au pied, dans son ensemble, il se ramasse un peu, il devient plus court, ce qui d'ailleurs n'a aucun inconvénient fonctionnel et ne constitue aucune difformité. Et cela, Ollier l'avait déjà montré en 1885, au Congrès français de chirurgie. Voici ce qu'il disait envisageant la tarsectomie antérieure totale au point de vue orthopédique : « J'ai pratiqué sept fois cette opération pour des ostéites tarsiennes, et n'ai eu qu'à m'en louer au point de vue des résultats orthopédiques obtenus. C'est encore ce qu'avaient constaté Velpeau, Sédillot, en France ; Heyfelder, Kappeler en Allemagne ; Davies Colley en Angleterre.

Si les résultats orthopédiques sont aussi bons que possible, on peut dire que les résultats fonctionnels dépassent tout ce qu il était permis d'espérer pour les formes invétérées des pieds-bots.

Chez tous les opérés, *la marche peut commencer de la troisième à la sixième semaine après l'opération.* Le pied est à angle droit sur la jambe, et il appuie sur le sol par ses trois talons: les conditions de la station sont donc bonnes. La marche s'exécute avec facilité. Chez la plupart des opérés, les mouvements de flexion et d'extension du pied sur la jambe se sont rétablis dans la néarthrose tibio-calcanéenne d'une manière satisfaisante. Plusieurs peuvent exécuter de longues marches sans fatigue.

Il n'est pas sans intérêt de rapprocher l'état de ces malades après la tarsectomie large de Lucas-Championnière, de leur état antérieur, surtout lorsqu'il s'agit de pieds-bots invétérés, avec un degré de déformation extrême, prenant parfois point d'appui sur le sol par leur face dorsale, recouverte de durillons, d'hygromas enflammés ou suppurés, de fistules d'arthrite suppurée rendant presque inévitable l'amputation du pied. Même dans les cas infectés, l'opération de Lucas-Championnière pourra sans doute empêcher cette mutilation. Quoi qu'il en soit, il est absolument incontestable que son efficacité et son innocuité sont indéniables dans les cas invétérés de pieds bots varus équins congénitaux.

Mais ce n'est pas tout. Doit-on, avec Lucas Championnière, appliquer systématiquement ce traitement opératoire à tous les pieds-bots varus équins congénitaux et attendre patiemment que l'enfant ait 5 à 7 ans, sans autre intervention ? C'est là un point discutable. Mais il nous semble qu'il y a possibilité de trouver un moyen terme entre l'opinion de Lucas Championnière et celle de Kirmisson, qui s'est montré l'énergique défenseur des opérations portant sur les parties molles : « Dans la cure du pied bot varus équin congénital, les différentes tarsectomies ne devront jamais constituer des opérations de choix, mais seulement des méthodes d'exception et de nécessité, applicables seulement quand toutes les autres méthodes conservatrices se seront montrées insuffisantes ». Les résultats que nous apportons ici en disent plus long que toute discussion théorique. Il semble, si l'on veut les considérer sans aucune prévention, que, dans certains cas au moins, lorsqu'il sera acquis que le pied déformé présente des lésions osseuses prononcées, nous devions en retenir ceci : mieux vaudrait souvent faire, sinon d'emblée, du moins rapidement, c'est-à-dire après l'échec d'une première intervention, une large tarsectomie à la Lucas-Championnière, que de faire subir *pendant des années* à de jeunes enfants un traitement entièrement complexe, long et dispendieux, et de faire en quelque sorte sur leurs membres une sorte de revue générale pratique de la thérapeutique chirurgicale des pieds-bots.

Il suffit, en effet, de parcourir les observations publiées par les auteurs pour se rendre compte du nombre considérable des cas qui, d'abord traités par les ténotomies, ont récidivé, et qu'on a ainsi fait passer, en une gamme croissante, par tous les traitements connus, depuis lès massages du nouveau-né jusqu'au redressement forcé et aux pratiques vraiment dangereuses, elles, quoi qu'on en ait dit, de la tarsoclasie instrumentale, jusqu'aux tarsectomies économiques, qu'on se voit forcé de renouveler à plusieurs reprises, et qu'on est forcé de faire de plus en plus larges, se rapprochant ainsi de Lucas-Championnière, mais en exposant plusieurs fois son malade au seul danger de la méthode, l'anesthésie chloroformique.

L'étude des observations de notre travail ne permet pas de montrer un seul cas de récidive vraie, de reproduction de la déformation. Et c'est là un élément capital, dont il faut tenir le plus grand compte en l'espèce, et qui vient encore s'ajouter aux nombreuses preuves fournies plus haut de la valeur du désossement du tarse.

Ainsi donc, la tarsectomie large de Lucas-Championnière, basée sur des principes méconnus jusqu'à lui, mérite, nous semble-t il, de retenir davantage l'attention et la faveur des chirurgiens, et semble devoir constituer le seul traitement des formes invétérées de pieds-bots congénitaux, le traitement précoce des formes osseuses du pied-bot de l'enfant, dès que les déformations paraîtront définitives.

Observation II

(Résumée)

Lucas-Championnière, *in* thèse Noël, Paris, 1901.

M... L..., 7 ans. Pied-bot varus équin congénital.

Opération le 14 novembre 1890. Ablation de l'astragale, du scaphoïde, du cuboïde et de l'extrémité antérieure du calcanéum.

Sortie le 15 janvier 1891. La marche est très bonne. Le malade n'a pas été revu.

Observation III

(Résumée. *Ibidem*)

C... G..., 11 ans. Pied-bot varus équin congénital.

Opération le 4 février 1892. Ablation successive de l'astragale, du scaphoïde, du cuboïde et des trois cunéiformes.

Sortie le 31 mars 1892. Marche excellente. La malade n'a pas été revue.

Observation IV

(Résumée. *Ibidem*)

H... C..., 10 ans. Pied-bot varus équin congénital.

Opération le 4 mars 1894. Ablation de l'astragale, du scaphoïde, du cuboïde et de la moitié antérieure du calcanéum.

Suppuration de la plaie.

Le malade sort le 11 juillet 1894, avec un pied incomplètement redressé, mais lui permettant cependant de marcher d'une façon assez satisfaisante.

Observation V

(Résumée. *Ibidem*)

F... R.. Pied-bot varus équin congénital avec déformations très marquées.

Opération le 19 juillet 1894. Ablation de l'astragale, du cuboïde, du scaphoïde et des trois cunéiformes.

Sortie le 1er août 1894. Il est manifeste que, malgré une correction satisfaisante de la déformité, les résultats auraient été meilleurs encore si l'extrémité postérieure du cinquième métatarsien avait été enlevée.

La marche se fait dans de bonnes conditions, bien que le pied repose sur le sol un peu trop par son bord externe.

Le malade n'a pas été revu.

Observation VI

(Résumée. *Ibidem*)

E... G..., 12 ans. Pied-bot varus équin congénital avec enroulement très marqué sur le bord interne.

Opération le 26 mars 1895. Extirpation de l'astragale, du scaphoïde, des trois cunéiformes et du tiers antérieur du calcanéum.

Sortie le 28 avril 1895. Excellents résultats.

Le malade a été revu plusieurs fois pendant les années suivantes : il marchait très bien.

Observation VII

Résumé (*Ibid.*)

L... C..., 9 ans. Pied-bot varus équin congénital double.

Opérations sur le pied droit, le 4 janvier 1896; sur le pied gauche, le 3 mars 1896. Des deux côtés, extirpation de tous les os du tarse à l'exception des deux tiers postérieurs du calcanéum.

Sortie le 24 mai 1896 : résultats très satisfaisants.

Le malade n'a pas été revu.

Observation VIII

Résumé (*Ibid.*)

G... L..., 18 ans, pied-bot congénital double.

1° *Opération* sur le pied droit, le 29 juin 1897 ; ablation de tous les os du tarse, à l'exception des deux tiers postérieurs du calcaneum.

Sortie le 31 juillet 1897.

2° *Opération* sur le pied gauche, le 26 juillet 1898 ; ablation du scaphoïde, de l'astragale, du cuboïde, des trois cunéiformes et de la tête du calcanéum, désarticulation du cinquième orteil relevé sur le dos du pied.

Sortie le 30 août 1898 : marche dans de très bonnes conditions.

Le malade a été revu plusieurs fois marchant très bien.

Observation IX

Résumée

Lucas-Championnière : *Bull. Soc. de Chir.*, 1903, p. 680, avec présentation du malade

Double pied-bot congénital chez un homme de 28 ans. Opération datant de 4 ans par ablation de tous les os du tarse. Déformation extrême en varus. Marche excellente. Moules et radiographies. Importance de l'ablation partielle du calcanéum.

Le sujet était atteint de double pied-bot congénital en varus franc. La déformation était extrême. Tout à fait infirme, appuyé sur deux cannes, il souffrait beaucoup en marchant, et ses pieds étaient le siège d'énormes ulcérations.

L'opération a été faite sur le pied gauche le 1er juin 1899, et sur le pied droit, le 19 octobre 1899. Il a été opéré par Lucas-Championnière, suivant sa méthode : ablation systématique de tous les os du tarse, sauf le calcanéum, ou plutôt une partie de cet os Du côté gauche, l'extrémité postérieure du cinquième métatarsien a été enlevée.

Voici ce que l'on constate, 4 ans après l'opération : la marche est bonne, non douloureuse, et se fait franchement sur la plante du pied. Il peut courir. Aucune tendance aux mouvements de latéralité. Le pied est d'une solidité satisfaisante.

Il y a pourtant une différence très marquée à l'avantage du pied droit. La difformité était pourtant la même, comme le montrent les muscles présentés.

Le pied gauche conserve un certain degré de déformation et porte un peu plus que le droit sur le bord externe.

Les radiographies donnent l'explication de ce fait :

A gauche, l'opération a été complétée par la résection du cinquième métatarsien. Un tiers seulement du calcanéum a été enlevé.

A droite, on a laissé l'extrémité postérieure du métatarsien, mais on a réséqué environ la moitié antérieure du calcanéum.

Donc, si on peut se passer des os du tarse pour marcher, cela est juste même d'une grande partie du calcanéum.

Enfin, l'examen de ces radiographies à longue échéance ne permet pas de constater la présence d'aucun noyau osseux. Donc, la solidité du pied, qui est ici très satisfaisante, ne comporte aucune reproduction osseuse.

Le sujet n'a jamais eu d'appareil plâtré. Il a marché très rapidement après l'opération, et n'a jamais porté d'autre appareil orthopédique quelconque.

Observation X

(Résumée)

(ADENOT. — *Mercredi médical*, 1895, p. 181).
Pied-bot varus grave invétéré, compliqué d'arthrites suppurées. Tarsectomie. Redressement.

Il s'agit d'un homme de 46 ans, porteur d'un pied-bot varus invétéré, avec hygromas et arthrites tarsiennes suppurées, que son médecin envoie à l'hôpital pour lui faire subir l'amputation de la jambe.

Une première opération enlève l'astragale, le cuboïde et le scaphoïde, œdiame le tendon d'Achille et les parties molles internes.

Un mois et demi plus tard, le pied s'est déformé, l'extrémité postérieure du cinquième métatarsien ayant glissé en arrière et en dehors sur la face antérieure du calcanéum. Nouvelle opération : section de l'extrémité postérieure du cinquième métatarsien et de la portion la plus antérieure de la grande apophyse du calcanéum.

Le pied est laissé sept à huit mois dans des gouttières plâtrées. Après trois mois, on enleva les drains.

Résultat assez bon : le malade marche assez bien, plus d'une heure sans fatigue.

Nous considérons notre intervention dans ce cas comme une opération de nécessité.

(Cette observation ne figure dans notre travail que pour montrer l'importance des sections du calcanéum et du cinquième métatarsien, qui ici durent être pratiquées secondairement.)

CONCLUSIONS

1° Dans les pieds-bots invétérés de l'adolescent et de l'adulte, la tarsectomie large ne suffit pas toujours pour redresser le pied.

2° Il convient alors de pratiquer, selon la méthode de Championnière, le « désossement du tarse ».

3° Le désossement consiste dans l'ablation de l'astragale, du scaphoïde, du cuboïde, des trois cunéiformes, du tiers ou de la moitié antérieure du calcanéum. Si l'enroulement du pied n'est pas complètement supprimé, on doit enlever encore l'extrémité postérieure du cinquième métatarsien.

4° On ménage soigneusement les nerfs, les vaisseaux et les tendons.

5° L'immobilisation dans un appareil plâtré est inutile d'après Championnière.

6° Des examens radiographiques pratiqués dans la suite prouvent que les métatarsiens viennent au contact du calcanéum et qu'il n'y a aucune trace de régénération osseuse.

7° Les résultats anatomiques fonctionnels et esthétiques de la méthode de Championnière sont excellents. Des malades, absolument infirmes, incapables de se tenir debout, peuvent après l'intervention marcher et courir sans canne, avec des pieds raccourcis mais non déformés, reposant à plat sur leur plante.

BIBLIOGRAPHIE

ADAM. — Thèse de Nancy, 1890.

BROCA ET DELANGLADE. — Art. pieds-bots du Traité des maladies de l'enfance.

CHAUVEL. — Archiv. gén. de Méd., 1888, II, 457.

CONGRÈS FRANÇAIS DE CHIRURGIE :

1885. *Ollier.*

1896 *Forgue.* Rapport sur le traitement chirurgical des pieds-bots.

Bœckel.

Lucas-Championnière.

Kirmisson.

DAVIES COLLEY. — *Britisch Med. Journal*, 1876, II, 526.

FARABEUF. — Médecine opératoire. Intervention sur les pieds-bots, p. 816.

FORGUE. — Rapport au Congrès français de chirurgie de 1895.

FORGUE. — Précis de pathologie externe, tome I,

FORGUE ET RECLUS. — Traité de thérapeutique chirurgicale, t. II, 2e édition.

JEANBRAU. — Société de chirurgie, juillet 1905.

KIRMISSON. — Article pied-bot du Traité de chirurgie de Duplay et Reclus.

KIRMISSON. — Traité des affections congénitales.

LUCAS CHAMPIONNIÈRE. — Bull. acad. de méd., juin 1893.

Ibid, 1902, vol. 47, p. 77.

Congrès français de chirurgie, 1895 et 1900.

CH. NÉLATON. — Bull. Soc. de chir., 1890.

NOEL. — Thèse de Paris, 1901, n° 266.

OLLIER. — Revue d'orthopédie, 1892.

www.ingramcontent.com/pod-product-compliance
Ingram Content Group UK Ltd.
Pitfield, Milton Keynes, MK11 3LW, UK
UKHW020415220726
13923UKWH00004B/1955

9 782019 238681